BEI GRIN MACHT SICH IHR WISSEN BEZAHLT

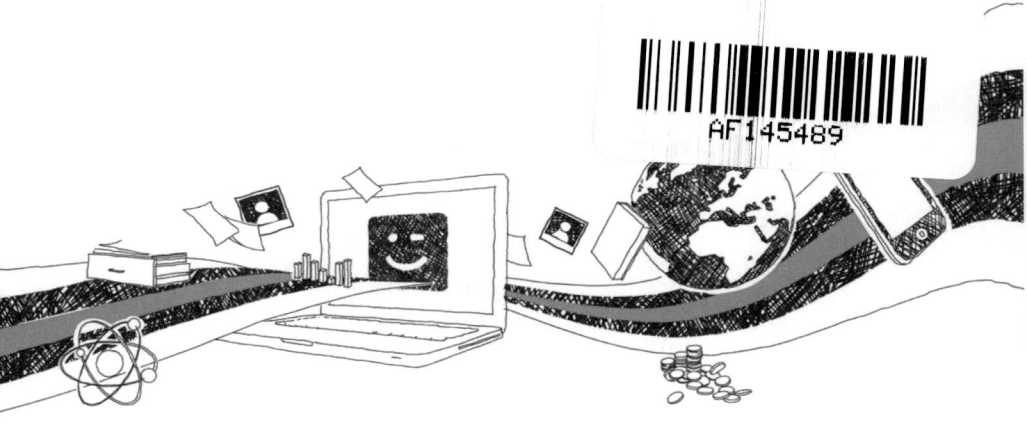

- Wir veröffentlichen Ihre Hausarbeit,
  Bachelor- und Masterarbeit

- Ihr eigenes eBook und Buch -
  weltweit in allen wichtigen Shops

- Verdienen Sie an jedem Verkauf

Jetzt bei www.GRIN.com hochladen
und kostenlos publizieren

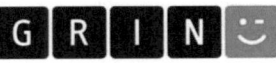

Evidenzbasierte Praxis der MTA. Fort- und Weiterbildung im Bereich MTA

Saskia Hönsch

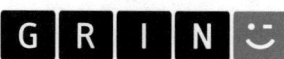

Bibliografische Information der Deutschen Nationalbibliothek:

Die Deutsche Nationalbibliothek verzeichnet diese Publikation in der Deutschen Nationalbibliografie; detaillierte bibliografische Daten sind im Internet über http://dnb.d-nb.de abrufbar.

ISBN: 9783346896421
Dieses Buch ist auch als E-Book erhältlich.

Druck und Bindung: Books on Demand GmbH, Norderstedt Germany
Gedruckt auf säurefreiem Papier aus verantwortungsvollen Quellen

Das vorliegende Werk wurde sorgfältig erarbeitet. Dennoch übernehmen Autoren und Verlag für die Richtigkeit von Angaben, Hinweisen, Links und Ratschlägen sowie eventuelle Druckfehler keine Haftung.

Das Buch bei GRIN: https://www.grin.com/document/1366988

Modul
Seminar:
Evidenzbasierte Praxis der MTA

Abgabedatum: 08.04.2023

Seminararbeit:
Fort- und Weiterbildung im Bereich MTA

Bachelor of Arts Gesundheitspädagogik
IU Internationale Hochschule GmbH

I.   Inhaltsverzeichnis

I. Abkürzungsverzeichnis

1. Einleitung

Die Ausbildungen in Gesundheitsfachberufen stehen aktuell im großen Wandel und sind derzeit im Fokus der Politik und Gesellschaft (Sirsch/Holle, 2022, S. 187-188). Derzeit sind Fachkräfte aus allen Bereichen des Gesundheitswesens so gefragt wie noch nie. Von der WHO (Weltgesundheitsorganisation) wurden demnach unterschiedliche Maßnahmen propagiert. Dazu gehört die Verlagerung von Ausbildungen in Gesundheitsfachberufen an die Universitäten, die Ausweitung des Aktionsradius von Fachkräften und deren Vorbereitung auf Führungsaufgaben in den Gesundheitssystemen. Ein weiteres Ziel der WHO besteht darin die Erweiterung beruflicher Aufstiegsmöglichkeiten mit Verbesserung der Arbeitsbedingungen und Gehältern von Fachkräften im Gesundheitswesen zu ermöglichen. Die Politik und Gesellschaft soll für den Stellenwert der Arbeit von Fachkräften im Gesundheitswesen sensibilisiert werden und wirksame Personalplanungsstrategien entwickeln.

Besonders durch die Corona-Pandemie sind die Möglichkeiten ein Fernstudium zu absolvieren im letzten Jahr in den Focus geraten. Trotz erstmals negativer Assoziationen zu vielen Gesundheitsfachberufen besteht das Interesse einen sicheren Arbeitsplatz mit einer Vielzahl an Möglichkeiten der Weiterqualifizierung und Fortbildung anzunehmen.

In folgender Ausarbeitung wird mit Hilfe ausgewählter Fachliteratur dargestellt welche Gesundheitsfachberufe in Form eines Fernstudiums absolviert werden können. Zugangsvoraussetzungen für ein Fernstudium und ein Einblick in den Ablauf werden näher betrachtet. Die vorliegende Arbeit erhebt jedoch nicht den Anspruch auf Vollständigkeit, da dieses Thema sehr komplex ist und der erforderte Umfang dies nicht in der kompletten Ausführung zulässt.

Da dieses Themenfeld sehr komplex ist, wird hier nur ein Grober Überblick mit Fokussierung auf das Wesentliche gegeben. Diese Seminararbeit erhebt nicht den Anspruch auf Vollständigkeit, da unzählig viele Möglichkeiten zur Verfügung stehen sich im Bereich des Gesundheitswesens aus-, fort- und weiterzubilden. Für eine bessere Lesbarkeit und Verständlichkeit wird das generische Maskulinum verwendet. Die entsprechenden Bezeichnungen beinhalten keine Wertung und gelten für alle Geschlechter und diejenigen, welche sich keinem Geschlecht zuordnen möchten.

2. Definition Gesundheitsberufe

Für den Begriff Gesundheitsberufe gibt es keine Definition (Bundesministerium für Gesundheit, 2023). Es werden im Allgemeinen alle Berufe zusammengefasst, die im weitesten Sinne mit Gesundheit zu tun haben. Der Staat ist nur für einen Teil der Gesundheitsberufe zuständig. Viele entwickeln sich ohne staatliche Ausbildungsregelung also ohne Reglementierung. Die Gesundheitsberufe können in die Kategorie geregelte Berufe und nicht geregelte Berufe eingeteilt werden. Bei den geregelten Berufen sind die Ausbildungen entweder im Landrecht verankert oder durch das Bundesrecht geregelt sind. Grundsätzlich dürfen die Länder die Ausbildung der Berufe dann regeln, wenn der Bund von seiner Gesetzgebungskompetenz keinen Gebrauch gemacht hat. Die Bereiche Heilberufe, Berufe nach Berufsbildungsgesetz und Berufe nach der Handwerksordnung (sogenannte Gesundheitshandwerke) sind in der Gesetzgebungskompetenz des Bundes inbegriffen. Im Gegensatz dazu zählen alle Berufe, deren Ausbildung nicht bundes- oder landesrechtlich geregelt sind zu den nicht geregelten Berufen.

2.1. Heilberufe

Heilberufe sind geregelte Berufe und nach Artikel 74 Absatz 1 Nummer 19 Grundgesetz darf der Bund die Zulassung zu den ärztlichen und anderen Heilberufen regeln (Bundesministerium für Gesundheit, 2023). Die Berufe, deren Tätigkeiten die Heilung von Krankheiten und die medizinisch-helfende Behandlung sowie Betreuung von Patienten/innen erfassen zählen zu den Heilberufen. Ebenso gehört der tierärztliche Beruf dazu und dient nicht nur der ärztlichen Versorgung von Tieren. Dieser kann auch in unterschiedlicher Weise auf die menschliche Gesundheit auswirken. Geregelte Heilberufe geregelt durch das Bundesgesetz sind:

- ➢ Anästhesietechnische/er Assistent/in
- ➢ Altenpfleger/in
- ➢ Apotheker/innen
- ➢ Arzt/Ärztin
- ➢ Ergotherapeut/in
- ➢ Gesundheits- und Kinderkrankenpfleger/in
- ➢ Hebamme
- ➢ Kinder- und Jugendlichenpsychotherapeut/in
- ➢ Logopäde/Logopädin
- ➢ Masseur/in und medizinische/r Bademeister/in
- ➢ MTLA
- ➢ MTRA
- ➢ MTFA
- ➢ MTVA
- ➢ Notfallsanitäter/in
- ➢ OTA
- ➢ Orthoptist/in
- ➢ Pflegefachfrau/-mann
- ➢ PTA
- ➢ Physiotherapeut/in
- ➢ Podologe/in
- ➢ Psychotherapeut/in
- ➢ Psychologische/r Psychotherapeut/in (läuft zum 01.09.2032 aus)
- ➢ Tierarzt/-ärztin
- ➢ Zahnarzt/-ärztin

Die Führung der Berufsbezeichnung aller Heilberufe wird geschützt (Bundesministerium für Gesundheit, 2023). Demnach dürfen die Berufsbezeichnungen nur mit einer Approbation oder einer Erlaubnis zu Führen der Berufsbezeichnung geführt werden. Ein Verstoß wird als Straftat oder Ordnungswidrigkeit geahndet. Des Weiteren zählen die Heilberufe zu den sogenannten reglementierten Berufen im Sinne der Europäischen Richtlinie 2005/36/EG über die gegenseitige Anerkennung von Berufsqualifikationen. Nur die Erstzulassung zum Beruf darf vom Bund geregelt werden. Daher sind Fort- und Weiterbildungsregelungen Aufgabe der Länder. Teilweise haben sie diese auf die Kammern übertragen. Beispielsweise sind die Ärztekammern für die ärztlichen Weiterbildungen verantwortlich.

2.2. Berufe nach Berufsbildungsgesetz

Auf Grundlage des Artikels 74 Absatz 1 Nummer 11 Grundgesetz geregelt durch das Berufsbildungsgesetz (BBiG) werden weitere Ausbildungsberufe im Gesundheitswesen geregelt (Bundesministerium für Gesundheit, 2023). Dazu zählen Medizinische und Zahnmedizinische Fachangestellten. Ihre Tätigkeit wird in den Praxen der Ärzte/innen und Zahnärzte/innen ausgeübt und übernehmen Aufgaben im Bereich der Behandlungsassistenz. Zu einem großen Teil sind sie auch verwaltend-kaufmännisch tätig. Auf Grund dessen sind sie in Bezug auf die Gesetzgebungskompetenz des Bundes nicht den Heilberufen zugeordnet. Zu den Berufen, die nach dem BBiG in einer Ausbildungsordnung des Bundes geregelt sind, zählen ebenfalls die Pharmazeutisch-kaufmännischen Angestellten. Hierbei liegt der Tätigkeitsschwerpunkt im kaufmännisch-organisatorischen Bereich der Apotheke. Daher werden sie in Bezug auf die Gesetzgebungskompetenz des Bundes nicht den Heilberufen zugeordnet.

2.3. Handwerksordnung

Der Handwerksordnung (HwO) unterfallen die Gesundheitshandwerke (Bundesministerium für Gesundheit, 2023). Zu ihnen zählen Hörakustiker/innen, Orthopädieschuhtechniker/innen sowie Orthopädiemechaniker/innen, Augenoptiker/innen, Bandagisten/innen und Zahntechniker/innen. Hier liegt die Zuständigkeit für diese Berufe beim Bundesministerium für Wirtschaft und Klimaschutz.

2.4. Nicht klassische Gesundheitsfachberufe

Zu den nicht klassischen Gesundheitsfachberufen zählen z.B. Gesundheitsökonomie, Gesundheitsmanagement, Gerontologie, Pflege- und Gesundheitspädagogik sowie Pädagogik für Bildung, Beratung und Personalentwicklung.

3. Das Fernstudium im Bereich Gesundheit und Medizin

Mehr als 60 Fernhochschulen bieten ein Fernstudium für Gesundheitsfachberufe an (Klesper, 2023). Man kann ein Fernstudium auch als Selbststudium bezeichnen, denn es zeichnet sich durch ein hohes Maß an örtlicher Unabhängigkeit und Flexibilität aus. Die Vorgaben liegen bei den Fächern, der Credits, Prüfungen usw. aber die Umsetzung der Vorgaben liegt im eigenen Ermessen. Bei einigen Prüfungen kann zwischen unterschiedlichen Prüfungsformen gewählt werde. Beispielsweise kann man zwischen einer schriftlichen Prüfung und einer Fachpräsentation wählen oder einer Alternative wie einem Workbook. Nach der Entscheidung für ein Fernstudiengang erfolgt die Anmeldung. Hierbei muss nicht auf ein Winter- oder Sommersemester gewartet werden. Die Anmeldung kann somit jederzeit erfolgen. Nach Anmeldung erhält man das entsprechende Lehrmaterial. Dies geschieht entweder auf klassischer Weise per Post oder man kann sich das Lernmaterial online herunterladen. Für Fernstudenten/innen wird der sogenannte Online-Campus angeboten. Auf dieser Plattform können Webinare angesehen, an Live-Vorlesungen teilgenommen und entsprechendes Material heruntergeladen werden. Man hat ebenfalls die Möglichkeit Mails zu schreiben und sein gesamtes Studium zu organisieren. Je nach Hochschule kann gewählt werden, ob ein Studienheft benötigt wird (ggf. mit Aufpreis) oder ein Download ausreichend ist.

3.1. Ablauf eines Fernstudiums

Ist das entsprechende Lehrmaterial vorhanden beginnt das Studium richtig. Der SuS (Student/Studentin) muss nun in Eigenverantwortung die Module durcharbeiten und lernen. Die Entscheidung wann, wie und wo liegt im eigenen Ermessen (Klesper, 2023). Demnach können auch mehrere Module parallel bearbeitet werden oder nacheinander. Hat man beispielsweise nach der Arbeit keine Energie mehr zum Lernen ist es möglich dies auch einfach am Wochenende umzusetzen. Oder beispielsweise jeden Tag zwei Stunden sind auch vollkommen in Ordnung. Wichtig ist, dass man überhaupt lernt. Diese Flexibilität ist ein großer Vorteil eines Fernstudiums. Jedoch fehlt der direkte Kontakt zu den Dozenten und Kommilitonen. Man wird dennoch von Dozenten betreut. Es gibt Testfragen und Aufgaben, um den eigenen Lernfortschritt prüfen zu können. Diese können bearbeitet an den betreuenden Dozenten geschickt werden. Die Antworten werden geprüft und ggf. kommentiert. Außerdem stehen sie für weitere Fragen bei Unklarheiten zur Verfügung. Ebenfalls stehen in einem Fernstudium Hausarbeiten und Workbooks an. Diese werden genauso von zu Hause verfasst wie bei einem traditionellen Vollzeitstudium. Nach Abgabe erhält man dann ein ausführliches Feedback und eine Benotung.

3.2. Zeitaufwand

Grundsätzlich sollte ein Zeitaufwand zwischen zehn und 20 Stunden pro Woche realistisch eingeplant werden (IU, 2023-a). Es gibt unterschiedliche Zeitmodelle, wo sich die Regelstudienzeit unterschiedlich gestalten lässt. In einem Vollzeitmodell sollten 6 Module pro Semester bearbeitet werden. Dies würde einen Zeitaufwand von 30-35 Stunden pro Woche und einer Bearbeitungszeit von 4 Wochen pro Modul bedeuten. Wählt man das Teilzeit I Modell sollten pro Semester 5 Module mit einem Zeitaufwand von 20-25 Stunden pro Woche absolviert werden. Demnach hat man 6 Wochen für die Bearbeitung eines Moduls Zeit. Die Möglichkeit ein Studium im Teilzeit II Modell zu absolvieren bedeutet 3 Module pro Semester mit einem Stunden Aufwand von 15-20 pro Woche und somit 8 Wochen Zeit für ein Modul. Die unterschiedlichen Regelstudienzeit-Modelle haben verschiedene Auswirkungen auf die Studiengebühr. Teilweise ist es sehr individuell, denn einige Themen fallen einem leichter und lassen sich somit schneller bearbeiten als andere. Auch spielen private oder berufliche Faktoren eine große Rolle, die das Pensum beeinflussen oder begünstigen können. Ist es jemanden nicht möglich in der Studienregelzeit erfolgreich abzuschließen besteht zum einen die Möglichkeit kostenlos zu verlängern, das Zeitmodell zu verändern oder ein Urlaubssemester einzulegen.

3.3. Ablauf von Prüfungen

Für das Ablegen von Prüfungen gibt es zwei Möglichkeiten (Klesper, 2023). In den meisten Fällen finden alle Prüfungen an der entsprechenden Fernhochschule statt. Hocheschulen bieten einen oder mehrere unterschiedliche Standorte, verteilt in ganz Deutschland, an. Die Lage des Standortes sollte bei der Wahl der Hochschule Beachtung finden, denn es können Reise- und ggf. Übernachtungskosten anfallen. Beispielsweise werden von der IU- Fernhochschule einmal monatlich Prüfungstermine an den entsprechenden Standorten angeboten. Die zweite Möglichkeit Prüfungen ablegen zu können besteht in einigen Fernhochschulen in Form von Online-Prüfungen von zu Hause. Diese befinden sich langsam auf dem Vormarsch. Diese Termine können noch flexibler innerhalb 24h gebucht und wieder abgebucht werden. Auch besteht die Möglichkeit spontan am gleichen Tag eine Prüfung zu schreiben. Diese Online-Prüfungsform wird mit einer installierten App, wie z.B. Zoom und einer externen Kamera überwacht und aufgezeichnet. Ein sogenannte Proctor klärt über den Ablauf und die einzuhaltenden Regeln auf. Bei einer Online-Prüfung muss man sich allein in einem Raum befinden und dieser sowie der Arbeitsplatz wird einmal abgefilmt. Weiter weist man sich mit einem Ausweis aus und positioniert die externe Kamera, so dass man gut sichtbar einen Betrug ausschließen kann. Ebenso können Präsentationen mittels eines Programmes z.B. Bongo abgehalten und bewertet werden (IU, 2023-a).

3.4. Die Präsenzzeiten

Grundsätzlich wird die Präsenzzeit so gering wie möglich gehalten oder auf die Prüfungen beschränkt (Klesper, 2023). Für einige Fernstudiengänge sind keine verbindlichen Präsenzzeiten vorgesehen können aber optional angeboten werden. Bei der IU Internationale Hochschule werden beispielsweise Live-Tutorien als Vorlesung angeboten, welche nicht verpflichtend sind. Jedoch sind in einigen Fernstudiengängen Präsenzphasen wichtig und sind dann in das Studium integriert.

Durch die zuvor beschriebene Möglichkeit Prüfungen auch online schreiben zu können besteht die Möglichkeit ein Fernstudium auch ohne Präsenz zu absolvieren. Anmeldefristen gibt es so gut wie keine oder nur sehr wenige, daher ist das Einschreiben an einer Fernhochschule flexibel möglich (Klesper, 2023). In Deutschland gibt es zahlreiche Fernhochschulen, die sich auf das Fernstudium spezialisiert und somit auf dem Markt etabliert haben. Als bekannteste staatliche Fernhochschule ist die Fernuniversität Hagen zu nennen. Es gibt zum einen Fernhochschulen, die die akademischen Abschlüsse Bachelor, Master oder MBA anbieten und zum anderen gibt es auch Fernschulen, die in der Regel nicht-akademische Lehrgänge anbieten. Dort erhält man zum Abschluss ein Zertifikat. Eine strikte Trennung gibt es jedoch nicht, denn auch Fernhochschulen bieten immer wieder Lehrgänge oder Weiterbildungen an.

4. Mögliche Berufe im Fernstudium

Für das Absolvieren eines Fernstudiums eignen sich nicht alle Studiengänge und somit werden die ungeeigneten nicht als Fernstudium angeboten (Klesper, 2023). Dazu zählen beispielsweise Medizin, Zahnmedizin und Lehramt. Als Fernstudium lassen sich zwar Jura und Recht absolvieren (berufsbegleitend), jedoch wird es schwierig auf diesen Weg Anwalt zu werden. Denn die Vorbereitung auf das 1. Und 2. Staatsexamen und das Absolvieren eines Referendariats ist über die ferne nicht so einfach möglich. Abgesehen von den genannten Fächern steht eine große Auswahl an Fernstudiengängen zur Verfügung. Die Fernhochschulen bieten meist eine kostenlose Probezeit an. In der Zeit kann man entweder vier Wochen lang ein Studium testen oder ein erstes Modul in Eigenregie durcharbeiten. So kann unter realistischen Umständen Erfahrungen gesammelt werden und einschätzen, ob ein Fernstudium in Frage kommt. Möchte man jedoch lieber berufsbegleitend in Präsenz studieren können zuvor erbrachte Leistungen angerechnet werden, sofern dies an der gleichen Fernhochschule fortgesetzt wird. Bei der IU Internationale Hochschule können zum Beispiel vor oder auch nach Beginn eines Studiums Module anerkannt werden, wenn man bereits Erfahrungen nachweisen kann oder Module aus vorherigen Aus- und Weiterbildungen sich überschneiden. Weitere Hochschulen wie die Akademie für Gesundheitsberufe und Tech Deutschland Technologische Universität haben weitere zahlreiche Studienangebote für Gesundheitsberufe die in Form eines Fernstudiums (auch Dual).

4.1. Gesundheitsberufe im Fernstudium mit Bachelor-Abschluss

Im Fernstudium kann exemplarisch auch Ernährungswissenschaften studiert werden (IU, 2023-b). Nach Abschluss kann man hier dann beispielsweise als Ernährungsberater/in in einer Praxis, einem Krankenhaus oder in einer Kur- oder Rehaeinrichtung tätig sein. Auch der Beruf Pflege ist als Fernstudium möglich (IU, 2023-c). Schließt man dieses Studium erfolgreich ab besteht die Möglichkeit in der Pflegedienstleitung oder als Praxisleiter/in zu arbeiten. Ebenso ist der Einstieg in die Forschung und Wissenschaft damit möglich, um neue Pflegekonzepte erstellen zu können oder Expert/innen- und Gutachter/innen Tätigkeiten übernehmen zu können. Möchte man Physiotherapie studieren ist man nach Abschluss an einer reibungslosen Rehabilitationsphase beteiligt (IU, 2023-d). Man konzipiert individuelle und auf den Patienten/innen abgestimmte Behandlungen und wendet neue Therapiemethoden an. Eine weitere Möglichkeit ist den Beruf Gesundheitspsychologe/in in Form eines

Fernstudiums zu erlernen (IU, 2023-e). Hier kann man im Bereich M-Health (Mobile Health) mit Mobilen Endgeräten im medizinischen Kontext unterstützen und eine patientenorientierte Versorgung sicherstellen. Man kann mit diesem Abschluss auch als Gesundheitsberater tätig sein und somit Menschen dabei unterstützen ihre Gesundheit zu bewahren, Risikofaktoren zu vermeiden und Krankheiten vorzubeugen. Dabei berät man ausführlich über das Thema gesunde Lebensführung und erarbeitet Ernährungs- und Behandlungsstrategien. Wählt man den Berufsweg des Ergotherapeuten ist man sehr im Bereich Forschung und Gesundheitsmanagement gefragt (IU, 2023f). Man bringt mit diesem Abschluss wissenschaftliche Expertise in verschiedenen therapeutischen Settings wie Rehabilitationskliniken, Krankenhäusern ergotherapeutischen Praxen oder ambulanten Therapiezentren, Betrieben oder Betreuungseinrichtungen für Kinder und Erwachsene ein. Dieses Studium qualifiziert zu dem je nach Spezialisierung für Tätigkeiten in der Lehre und Beratung, im Bereich der Prävention und Gesundheitsförderung sowie der Leitung einer eigenen Praxis oder in der Psychosomatik und Psychiatrie. Mit dem Bachelor im Themenfeld Logopädie arbeitet man beispielsweise im klinischen Bereich oder leitet eine eigene logopädische Praxis (IU, 2023-g). Ebenfalls kann der Tätigkeitsbereich in der Prävention und Gesundheitsförderung von Betreuungs- und Lerneinrichtungen als Berater/in liegen. Auch im Bereich der Forschung gibt es Möglichkeiten tätig zu sein. Dabei entwickelt man Therapien neu und geht Pathologien auf den Grund. Ein neuer Bereich im Gesundheitswesen ist das Studium Diätetik (IU, 2023-h). Hier arbeitet man beispielsweise in interdisziplinären Ernährungsteams von Rehakliniken und Kliniken. Auch Einsatzorte wie Krankenkassen oder ernährungsmedizinische Schwerpunktpraxen oder in der Forschung bieten viele Möglichkeiten. Die Arbeit im Gesundheitswesen wird durch die demografische Entwicklung wichtiger und komplexer als je zuvor (IU, 2023-i). Um die Lücken in der medizinischen Versorgung schließen zu können besteht fortan die Möglichkeit in einem Fernstudium Physician Assistant zu studieren. In diesem Tätigkeitsfeld übernimmt man delegierte ärztliche Tätigkeiten und unterstützt somit Ärzt/innen und sorgt für effektive und effiziente Abläufe. Dies ist eine wertvolle Aufgabe in der Patientenversorgung und dem Gesundheitssystem.

4.2.   Studiengänge in nicht klassischen Gesundheitsberufen

Es gib noch zahlreiche Berufe die in der Regel nicht zu den klassischen Gesundheitsfachberuf im Sinne einer therapeutischen oder pflegerischen Tätigkeit, sondern ein Studiengang im Bereich der Gesundheitswissenschaften zählen.

4.2.1.   Ökonomie, Management und Gerontologie

Dazu zählt der Studiengang Gesundheitsmanagement, welcher sich mir der Organisation, Steuerung und Entwicklung von Gesundheitseinrichtungen und -dienstleistungen sowie der betriebswirtschaftlichen Seite des Gesundheitswesens befasst (IU, 2023-j). Hierzu zählen verschiedene Tätigkeiten in den Bereichen des Gesundheitswesens, beispielsweise in Krankenkassen, Kliniken,

Pharmaunternehmen oder bei Behörden. Dieses Studium ist ebenfalls im Fernstudium möglich und obwohl es kein Gesundheitsfachberuf im klassischen Sinne ist, nimmt es dennoch eine wichtige Rolle bei der Verbesserung der Gesundheitsversorgung ein. Diese Fachkräfte sorgen für eine effektive Organisation und Koordination von Gesundheitseinrichtungen und -dienstleistungen. Ebenso ist der Studiengang Gesundheitsökonomie eine perfekte Grundlage für eine recht offener Start in die berufliche Laufbahn in zahlreichen Einrichtungen des Gesundheitswesens (IU, 2023-k). Beispielsweise kann man bei Sozialversicherungsträgern aktiv werden. Ebenso kann man als Einrichtungsleiter/in in Pflegeeinrichtungen dafür sorgen, dass alle Unternehmensziele erreicht werden. Auch beratende Tätigkeiten können mit Deinem Bachelor in Gesundheitsökonomie wahrgenommen werden. Als Gerontologe/in ist man ebenfalls in vielen Branchen des Gesundheitswesens gefragt. Beispielsweise in Krankenhäusern oder Pflegeeinrichtungen. Auch Versicherungsträger und Träger der Wohlfahrtspflege bieten weitere Optionen ebenso wie Bildungseinrichtungen. Auch hier sind die Facetten des Berufsfeldes der Gerontologie weit gefächert (IU, 2023-l).

Im Bereich Prävention und Gesundheitspsychologie werden fachliche Inhalte aus der Prävention und der Gesundheitspsychologie mit Inhalten der Betriebswirtschaftslehre und dem Management kombiniert (Klesper, 2023-a). Es ist notwendig das Gesundheitssystem im Bereich der gesundheitsbezogenen Informationsbedürfnisse neu auszurichten aufgrund der Anhäufung von psychosozialen Problemen, wie Suchterkrankungen, Burnout, Depressionen oder chronischen Krankheiten. Daher sind Gesundheitskompetenzen gefragte als je zuvor. Damit sind die Fähigkeiten, im täglichen Leben Entscheidungen zu treffen, die sich positiv auf die Gesundheit auswirken gemeint. (In der Gemeinschaft, zu Hause, im Gesundheitssystem, am Arbeitsplatz und in der Gesellschaft ganz allgemein). Dieser Studiengang wird beispielsweiser von der SRH-Fernhochschule angeboten.

4.2.2. Möglichkeiten im Bereich der Pflege, Logopädie, Ergotherapie, Physiotherapie, MTA und Rettungswesen zu studieren

Durch ein Studium z.B. Pflege-, Gesundheits- oder Medizinpädagogik, Bachelorabschluss im Studienfach Pflegemanagement oder Fachwirt im Gesundheits- und Sozialwesen werden weitere Berufs- und Karrierechancen per Fernstudium eröffnet (Bundesagentur für Arbeit, 2022a). Unter bestimmten Voraussetzungen ist ein Studium auch ohne schulische Hochschulzugangsberechtigung möglich. Bei der Bundesagentur für Arbeit oder direkt bei Hochschulen wie die IU Internationale Hochschule kann man sich darüber genauer informieren welche Anpassungsweiterbildungen unter welchen Voraussetzungen möglich sind.

Pflege, Logopädie, Ergotherapie, Physiotherapie, MTA und Rettungswesen kann in diversen Formen mit verschiedener Schwerpunktsetzung auf unterschiedlichem Niveau studiert werden (Friesacher, 2014, S. 34-44). Bisher konzentrierte sich der überwiegende Teil an Studienangeboten auf Leitungs-, Lehr- und wissenschaftliche Tätigkeiten. Primär haben sich pflegebezogene

Studiengänge auf die Felder des Managements und Lehrbildung der Pflege seit Beginn der 1990er-Jahre fokussiert. Diese Felder werden momentan stark erweitert und ausgeweitet. Mit Schwerpunkt Management sind die Studiengänge bisher nicht mehr nur an Fachhochschulen zu finden. Lehren, Leiten und Forschen sind die drei Bereiche, die dadurch gekennzeichnet bewohner- bzw. patienten-ferne Aufgabenbereiche zu qualifizieren. Neben der klassischen Orientierung auf Bachelor Niveau z.b. Gesundheitspädagogik, Pflegepädagogik und Pädagogik für Bildung, Beratung und Personalentwicklung gibt es eine Reihe von Masterstudiengängen, welcher neben dem Lehren, Leiten und Forschen auch klinische Aufgabenbereiche abdeckt. Vertiefende Aufgabenbereiche wie Schulung, Beratung, Prozesssteuerung und Anleitung sowie ggf. Wund- und Schmerzmanagement, je nach Fachrichtung, werden von Spezialisten abgedeckt. Ein Bachelorabschluss ist für einen Masterstudiengang Voraussetzung. In diesen hier genannten sechs Bereichen ist eine anschließende Promotion in Deutschland bislang wenig umgesetzt wurden. Das Promovieren steht Master- Absolventen der Fachhochschulen zur Verfügung und ist an allen Universitäten möglich. Erweiterte Aufgaben in den genannten sechs Fachbereichen (Klinischen Experten) und deren Studienmöglichkeiten müssen weiterhin unter professionstheoretischer Perspektive kritisch diskutiert werden. Für ein optimales Studienprogramm ist eine Orientierung an den originären patienten- bzw. bewohnernahen / patientennahen Tätigkeiten unerlässlich.

Dieser Veränderungsbedarf in den Gesundheitsfachberufen wie den Pflegeberufen, Logopäden/innen, Ergotherapeuten/innen, Physiotherapeuten/innen, MTA´s und Rettungskräften besteht zum einen auf Grund der Anspruchserhöhung der Versorgungsqualität seitens der Nutzer und zum anderen des demografischen Wandels und somit einhergehende epidemiologische Veränderungen (Steigerung der Zahl an chronischen Erkrankungen und Pflegebedürftigkeit) (Kälble, 2013, S. 1127-1133). Der Medizinische Fortschritt und die damit verbundene neuen Möglichkeiten der Diagnostik, Therapie, Prävention und Rehabilitation kommen ebenso mit hinzu. Die Komplexität der Versorgungsauftrages wird dadurch erhöht. Der Anspruch auf eine effektive und effiziente Gesundheitsversorgung sowie die finanziellen Ressourcen erfordern eine Neuausrichtung und Aufgabenteilung. Dies erfordert eine nähere Ausdifferenzierung der Tätigkeitsbereiche. Dadurch werden die Arbeitsaufgaben komplexer und entwickeln sich neu. Dies hat zur Folge, dass sich Wissensanforderungen erhöhen.

Mit dem Pflegeberufegesetz wurde die Grundlage geschaffen ergänzend zur Pflegeausbildung eine primärqualifizierte hochschulische Pflegeausbildung absolvieren zu können, um so für die unmittelbare Pflege von Menschen aller Altersstufen qualifiziert zu werden (Bayrisches Staatsministerium für Gesundheit und Pflege, 2021, S.47). Ebenso wurde das MTA-Reform-Gesetz zum 01.01.2023 neu ausgerichtet (Bundesministerium für Gesundheit, 2023). Diese Gesetzesänderung ist ein erster und wichtiger Baustein der Umsetzung des „Gesamtkonzepts Gesundheitsfachberufe". In der medizinischen Technologie werden die vier Berufe reformiert und gestärkt. Somit sollen die Berufe in der medizinischen Technologie zeitgemäß an Attraktivität gewinnen und weiterentwickelt werden. Die Übertragung neuer Technologien in das berufliche Handeln und Kompetenzen zur forschungsgestützten Problemlösung sind hier Ansatzpunkte für flexible Möglichkeiten das lebenslange Lernen. Orientiert an den landesrechtlichen Regelungen zum Hochschulzugang orientiert sich der Zugang zum Fernstudium (Bayrisches Staatsministerium für Gesundheit und Pflege, 2021, S. 49). Somit können gleichwertige Leistungen auf ein Studium angerechnet werden. Mit einer zuvor erfolgreich abgeschlossenen Ausbildung kann somit ein Studium um einige Module verkürzen (Art. 63 Abs. 2 Satz BayHSchG).

5. Fazit

In den vorher gehenden Abschnitten wurden die Ergebnisse, geleitet von der Frage welche Gesundheitsberufe in einem Fernstudium studiert werden können und wie so ein Fernstudium abläuft, abgeleitet.

Es gibt zahlreiche Möglichkeiten ein Studium im Fernstudium zu absolvieren. Dazu zählen die klassischen und die nicht klassischen Gesundheitsfachberufe. Darunter zählen z.b. Gesundheitsmanagement, Gesundheitsökonomie, Pflegemanagement, Gesundheitspädagogik, Gerontologie, Physician Assistant, Gesundheitspsychologie, Physiotherapie, Ergotherapie, Logopädie, Diätetik/Nutrition und MTA. Bevor man sich für einen Studiengang einschreibt, gilt es die spezifischen Anforderungen des jeweiligen Bereichs zu erfüllen und zu beachten.

Ein Fernstudium im Gesundheitsbereich zahlreiche Vorteile. Da man von jedem Ort aus lernen kann bietet es eine hohe Flexibilität und eigene Zeiteinteilung. Durch die Möglichkeit 24/7 Prüfungen Online von zu Hause ablegen zu können auch die Module von jedem SuS flexibel belegt werden. Dies bietet ebenfalls gute Kombinationsmöglichkeiten mit Arbeit und anderen Verpflichtungen. Lernprozesse können durch Diskussionsforen und Online-Tutorien erleichtert werden und bietet einen Austausch untereinander. Weiter kann die eigene Lerngeschwindigkeit positiv bewertet werden.

Bei einem Fernstudium im Gesundheitsbereich ist viel Selbstdisziplin und Organisationstalent gefragt, denn der Lernstoff wird selbst erarbeitet und Prüfungen in eigener Regie geplant, vorbereitet und durchgeführt. Eine Betreuung ist stets gewährleistet, kann aber unter Umständen herausfordernd sein, da die Kommunikation hauptsächlich online erfolgt.

Zusammenfassend kann gesagt werde, dass ein Fernstudium im Gesundheitsbereich eine flexible und zugängliche Möglichkeit bietet, um sich Beruflich weiterzuentwickeln und bestehende Fähigkeiten zu erweitern. Der Erfolg des Fernstudiums hängt stark von der Selbstdisziplin und individuellen Motivation ab. Mit viel Fleiß und Ehrgeiz ist es möglich einen Masterabschluss zu erlangen, ohne zuvor ein Abitur gemacht zu haben. Die Komplexität und vielen Facetten dieses Themas werden hier dargestellt. Ebenso ist zu bedenken, dass Akademische und fachschulische Ausbildungen nicht miteinander vergleichbar sind und daher sehr komplex bei den jeweiligen Zugangsvoraussetzungen und den anschließenden Möglichkeiten in der jeweiligen Tätigkeit darstellen und Beachtung finden müsse

I. Literaturverzeichnis

Bayrisches Staatsministerium für Gesundheit und Pflege. (2021). Ausbildungsleitfaden zur generalistischen Pflegeausbildung ab 2020. Herausforderungen und Chancen – dem Fachkräftemangel mit einem neuen, zeitgemäßen Berufsbild begegnen.

Bundesagentur für Arbeit (2022a). Gesundheits- und Krankenpflegehelfer/in. Anpassungsweiterbildung. https://berufenet.arbeitsagentur.de/berufenet/faces/index;BERUFENETJSES-SIONID=xecSA-1vDWUrfn4ZL3vBTLWUxtlZkv1hp3wf1gwoLaL8yVSJwj0o!-57384603?path=null/kurzbeschreibung/aufstiegsweiterbildung&dkz=30192

Bundesministerium für Gesundheit. (2023). Gesundheitsberufe – Allgemein. https://www.bundesgesundheitsministerium.de/themen/gesundheitswesen/gesundheitsberufe/gesundheitsberufe-allgemein.html

Friesacher, H. (2014). Studienmöglichkeiten in der Pflege. 34-44. https://ur.booksc.me/book/46664028/562d5f

IU-Internationale Hochschule. (2023-a). Ablauf Deines Fernstudiums: Digital, interaktiv & 100% flexibel. https://www.iu-fernstudium.de/so-geht-fernstudieren/ablauf/

IU-Internationale Hochschule. (2023-b). Bachelor Ernährungswissenschaften (B.Sc.) MEIN BAUCH SAGT JA. https://www.iu.de/bachelor/ernahrungswissenschaften/

IU-Internationale Hochschule. (2023-c). Bachelor Pflege (B.Sc.) ICH HELFE GERN. https://www.iu.de/bachelor/pflege/

IU-Internationale Hochschule. (2023-d). Bachelor Physiotherapie (B.A.) ICH PACK'S AN. https://www.iu.de/bachelor/physiotherapie/

IU-Internationale Hochschule. (2023-e). Bachelor Gesundheitspsychologie (B.Sc.) MEINE KOPFARBEIT. https://www.iu.de/bachelor/gesundheitspsychologie/

IU-Internationale Hochschule. (2023-f). Bachelor Ergotherapie (B.Sc.) ICH LERNE FÜRS LEBEN. https://www.iu.de/bachelor/ergotherapie/

IU-Internationale Hochschule. (2023-g). MIT DEM LOGOPÄDIE STUDIUM IN DEINE KARRIERE STARTEN? LOGO. https://www.iu.de/bachelor/logopadie/

IU-Internationale Hochschule. (2023-h). Bachelor Diätetik (B.Sc.) IN DER ERNÄHRUNG FÜHRST DU. https://www.iu.de/bachelor/diatetik/

IU-Internationale Hochschule. (2023-i). Bachelor Physician Assistant (B.Sc.) Übernimm Verantwortung für Gesundheit. https://www.iu.de/bachelor/physician-assistant/

IU-Internationale Hochschule. (2023-j). Bachelor Gesundheitsmanagement (B.A.) ICH LIEB'S GESUND. https://www.iu.de/bachelor/gesundheitsmanagement/

IU-Internationale Hochschule. (2023-k). Bachelor Gesundheitsökonomie (B.A.) MEIN DOPPELTES PLUS. https://www.iu.de/bachelor/gesundheitsokonomie/

IU-Internationale Hochschule. (2023-l). Bachelor Gerontologie (B.A.) Meine Weisheit. https://www.iu.de/bachelor/gerontologie/

Kälble, K. (2013). Der Akademisierungsprozess der Pflege. Eine Zwischenbilanz im Kontext aktueller Entwicklungen und Herausforderungen. AHPGS Akkreditierung gGmbH. Springer Verlag

Klesper, M. (2023). Studieren-berufsbegleitend.de. Wie funktioniert ein Fernstudium?. https://www.studieren-berufsbegleitend.de/fernstudium/wie-funktioniert-das/#wie-funktioniert-ein-fernstudium

Sirsch, E., Holle, D. (2022). Corona und die Pflege: Denkanstöße-Die Corona-Krise und Danach (Hrsg), Eine Pflegewissenschaftliche Perspektive auf die Covid-19-Pandemie im Fokus der Akutpflege. Springer Fachmedien.

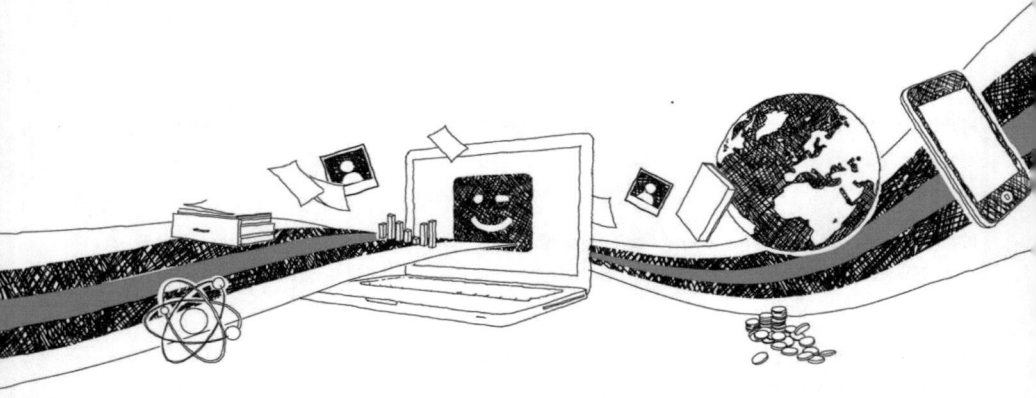
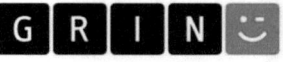